AF332652

ENCORE

LES

ALIÉNISTES

ET LES

ASILES.

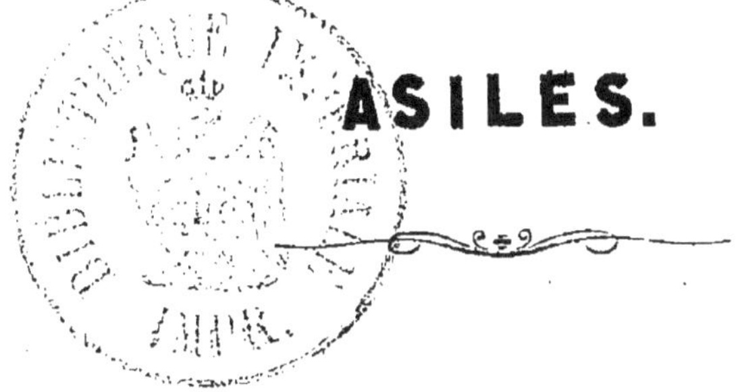

> Avant vingt ans, si on laisse la carrière
> libre aux aliénistes, nous aurons cent
> mille malheureux à nourrir dans les
> asiles.

—

M. le docteur Parchappe, médecin en chef de Bicêtre, a prononcé, le 27 novembre dernier, à la société médicopsychologique, un discours aussi remarquable par la violence du langage que par la faiblesse des arguments.

Je ne lui aurais pas répondu, si les intérêts des malheureux aliénés, n'avaient pas dominé de beaucoup ma répugnance à le faire, et si je ne tenais pas autant à délivrer mon pays, d'une des plaies les plus hideuses de notre époque, qui, si on n'y prend garde, fera peser, avant vingt ans, sur la

France, l'entretien d'une armée de plus de cent mille fous.

M. Parchappe ne peut pas nier que les aliénés de la Seine transportés dans les asiles de l'intérieur de la France ont fourni le chiffre d'un décès sur 2,54, ou 39 p. 0/0. Ces hommes, ces femmes avaient été choisis dans la partie la plus robuste de la population des asiles de la Seine. M. Girard de Cailleux le certifie. On eût été coupable en agissant différemment.

Quelle est la cause de cette effrayante mortalité ? M. Parchappe a dû étudier beaucoup ce problème. Evidemment ce n'est ni la nourriture insuffisante, ni le défaut d'air ou de vêtements, ni la brutalité des geôliers qui peuvent en donner la solution, puisqu'à côté des transportés de la Seine, les autres aliénés, mouraient dans une proportion beaucoup plus faible. On ne peut imputer ce malheur qu'à l'aggravation des conditions habituelles des asiles, qu'à ce que les transportés ont vu rompre, d'une manière absolue, tous rapports avec leur famille, leurs amis, leur pays. Ces malheureux sont morts de désespoir ; en le niant, M. Parchappe se met en opposition complète avec la vérité.

Si les aliénés des asiles de Paris fournissent en moyenne une mortalité beaucoup plus considérable que celle des asiles départementaux, cela ne vient-

il pas aussi de ce que, à Paris, enfermant les malades dès le début de la folie qui, souvent, n'aurait été qu'éphémère, un très grand nombre, parmi eux, appréciant toute l'horreur de leur position, meurent encore de désespoir comme les premiers. Il est impossible de trouver une autre explication à cette mortalité si considérable, qui dit si haut tous les inconvénients des asiles. M. Parchappe ne prétendra pas que cela tient à ce que les aliénés de la Seine sont plus malades en arrivant à l'asile que ceux des autres départements, puisqu'il affirme que j'ai tort de croire qu'il meurt dans les asiles bien plus de malades de première année. « M. Turck ne s'est pas douté, dit-il, qu'il
» est vraiment dérisoire d'admettre que le rapport
» du nombre des décès annuels au nombre des
» admissions annuelles dans les asiles, puisse être
» considéré comme la mesure de la mortalité dans
» ces établissements. Comme si les décès n'étaient
» fournis que par les malades admis durant l'an-
» née ! et comme si le reste de la population des
» asiles ne fournissait pas son contingent à la
» mort ! »

Je reviendrai plus loin sur ce sujet.

Au 20 mars 1860, le nombre des aliénés de la Seine enfermés à Bicêtre et à la Salpétrière s'élevait à 2,368, et les aliénés de la Seine transférés dans les départements s'élevaient à 1,688, ce qui fait bien un total de 4,056. Les aliénés de Bicêtre et de la Salpétrière perdant 29 p. 0/0 en moyenne, les 2,368 fournissent chaque année 663 morts ; les 1,688 déportés perdant 39 p. 0/0 par année, en fournissent 655 autres. Les aliénés de la Seine perdent donc annuellement 1,318 personnes. Dans ma pétition au Sénat, j'évaluais à 4,000 le nombre des aliénés incarcérés de la Seine, il est de 4,056. J'évaluais à plus de 1,000 leur mortalité annuelle ; elle est de 1,318, et M. Parchappe m'accuse d'exagération et de mauvaise foi ! A la vérité, il ne ménage pas davantage M. Girard de Cailleux, inspecteur général du service des aliénés de la Seine, et cependant M. Girard de Cailleux est un aliéniste savant, modeste, poli, profondément dévoué à ses devoirs, et qui mérite bien plus de créance que M. Parchappe. Les gens qui parlent l'écume à la bouche sont des gens que la passion égare et dont il faut vérifier soigneusement toutes les assertions.

La mortalité moyenne des aliénés de la France enfermés dans les asiles, donnée par M. Parchappe, est de 13,75 p. 0/0. Ils sont 32,876 ; il en meurt donc 4,519 par année. Dans ma pétition au Sénat, j'avais porté ce nombre à 4,000 seulement ; je remercie M. Parchappe de m'avoir mis à même de relever cette erreur. Eh bien ! 32,876 personnes de l'âge moyen des fous ne perdent, par année, qu'un 56ᵉ de leur nombre, soit 574. Il reste donc 3,745 morts à imputer, d'après M. Parchappe, au compte de la folie.

Si nous demandons à ce savant dans quelle proportion meurent les aliénés laissés libres dans leurs familles, il n'en sait rien. Cette proportion, dit-il, échappe complètement à la méthode numérique. Il faut convenir que cet aveu est bien méritoire dans sa bouche; mais il prouve peu en faveur de la science aliéniste et de l'esprit de recherche de ses adeptes. Il eût été facile cependant au médecin de Bicêtre d'obtenir à cet égard de précieux renseignements, puisqu'il existe encore en France plus de 30,000 aliénés vivant dans leurs familles, et qu'il eût suffi de demander chaque année des renseignements sur eux aux médecins ordinaires. A défaut de ces renseignements que devaient et que ne peuvent me fournir Messieurs les aliénistes français, voyons si nous ne pourrons pas trouver quelques faits pour les remplacer.

A Ghéel, où la partie la plus importante de la population malade y arrive atteinte de cette folie chronique que M. Parchappe considère comme incurable, à Ghéel, les aliénés en liberté, chez les paysans, meurent dans la proportion de 7 p. 0/0 seulement par année, de sorte que si nos 32,876 aliénés étaient disséminés dans des établissements semblables, on n'en perdrait que 2,300 au lieu de 4,519. Voilà donc déjà une mortalité annuelle de 2,219 personnes qu'on ne peut pas ne pas imputer aux asiles.

Mais Ghéel, si excellent comme établissement public, a encore un défaut inévitable, c'est que si les malades y vivent dans des familles, ils n'y vivent pas dans leurs familles, et cela seul est une cause puissante de désespoir, de nostalgie, de mort.

Cela est tellement vrai, que dans les Vosges les 130 et quelques aliénés renvoyés depuis quatre ans chez eux, au nombre de 34 par année environ, n'ont perdu jusqu'ici que 2 malades sur 100 par année, et ont eu 52 améliorations ou guérisons aussi sur 100. Cela vaut encore mieux, bien mieux que Ghéel; mais comme les asiles sont parfois né-cessaires, établissons-les comme ce dernier, car il est de beaucoup le meilleur de tous.

Ici M. Parchappe m'arrêtera en me disant qu'à Ghéel au moins, les malades diffèrent beaucoup des aliénés français, puisque l'on compte la paralysie générale pour un 22e dans la population de nos asiles. Eh bien ! à Ghéel, la proportion est plus forte encore, elle est d'un 16e, la folie sénile d'un

22ᵉ, la folie épileptique d'un 14ᵉ, la démence commençante et la démence confirmée d'un 13ᵉ.

A Ghéel il y a peu de fous furieux : il y en a cependant. J'ai indiqué le moyen de les guérir, non pas toujours, comme le prétend M. Parchappe, mais très souvent. Plus heureux que moi, Messieurs Brière de Boismont et Casimir Pinel neveu, en employant ma méthode, ont toujours guéri leurs malades. Il est vrai qu'ils ne l'ont appliquée qu'au traitement de la manie aiguë, et que je l'ai conseillée dans celui de la plupart des folies. Ce traitement doit être employé d'abord dans la famille du malade ou à côté d'elle et sous sa surveillance, à ses frais si elle est aisée, aux frais de la commune ou du département si elle est pauvre.

A Ghéel on laisse circuler au milieu de la commune la plupart des fous dangereux, seulement on leur met des camisoles de force et au besoin des entraves aux jambes, ce dont se moque très spirituellement M. Parchappe. Ces liens, ces entraves le révoltent. C'est une insulte à la liberté, à la dignité humaine, soit ; mais est-ce que, par hasard, il n'y aurait pas de ces malades à Bicêtre ? Je croyais que l'on y en comptait habituellement un certain nombre. M. Girard de Cailleux estime qu'à Bicêtre et à la Salpétrière il y a en moyenne près de 12 aliénés dangereux pour 100. Comment les contient-on ? Comment les empêche-t-on de se nuire et de nuire aux autres ? Eh bien ! ici encore Ghéel a l'avantage, il n'a que 7 pour 100 de ces malades, dont les 3/4 ne portent d'entraves, dit le savant docteur Bulkens, directeur de cet établissement, que pour les empêcher de s'enfuir.

M. Parchappe a fait faire un grand nombre d'autopsies cérébrales. Sous sa savante direction, ce ne sont pas les cadavres qui manquent : il compte plusieurs milliers de ramollissements cérébraux. Qu'il me permette de lui rappeler ici ce que disait mon illustre ami Lallemand au commencement de ses lettres sur les altérations de l'encéphale. Après avoir énuméré toutes les conditions d'une bonne autopsie du cerveau, toutes les difficultés qu'il faut vaincre, il ajoute : « Il faut bien se persuader qu'il » vaudrait autant, et peut-être mieux, ne pas se » donner la peine d'examiner des organes aussi » délicats, aussi difficiles à manier, que de le faire » avec négligence, précipitation ou prévention. »

En sciant le crâne, on blesse le cerveau ; en le cassant à coups de marteau, on peut occasionner des ramollissements par ébranlement, par contusion ; en sortant le cerveau de la partie du crâne sur laquelle il repose, on peut encore produire des ramollissements par suite de compressions trop fortes. Si l'autopsie a été retardée de quelques

heures, en saison chaude surtout, il y a des ramollissements cérébraux amenés par la décompo-
sition de l'organe. Enfin, il y a des ramollissements
dus à l'inflammation ; d'autres, présentant le même
aspect, dus à l'anémie. Comment M. Parchappe
les distingue-t-il ? Et puis, quand même les ramollissements cérébraux seraient aussi fréquents
que le pense trop légèrement M. Parchappe, cela
ne prouverait rien encore, puisque souvent on
meurt avec un ramollissement cérébral sans jamais
avoir été fou. Mais il y a beaucoup trop de ramollissements pour que les gens sérieux puissent y
croire. Toutes ces recherches sont à refaire, et à
refaire comme le voulait Lallemand, par des hommes sans prévention, dégagés de tout esprit de
coterie et n'ayant d'autre intérêt que celui du
progrès scientifique. Du reste, quand bien même,
ce qui n'est pas, on connaîtrait une altération du
cerveau particulière à la folie, puisque ce sont les
asiles qui tuent les aliénés ou les rendent incurables, comme je l'ai suffisamment démontré, ces
altérations cérébrales ne prouveraient encore que
contre les asiles.

M. Parchappe veut que la mortalité qui pèse,
dans les asiles, bien plus lourdement sur les
malades de la première et de la seconde année que
sur les autres, soit cependant comptée comme ⸲

fectant d'une manière égale l'ensemble des malades. Il appelle cela de la statistique scientifique.
Oui, cette statistique est savante, mais seulement
dans l'art de déguiser les faits. Si les aliénés arri-
vent dans les asiles avec les altérations cérébrales
les plus graves, ils doivent vite y mourir, et cependant, d'après la statistique scientifique de
M. Parchappe, c'est ainsi qu'il la nomme, les fous
de première et de seconde année ne meurent pas
en plus grande quantité que les vieux habitués des
asiles. Cela est en opposition complète avec la
vérité. Les malades de première et de seconde
année dans les asiles y fournissent, à eux seuls,
plus de morts que tous les autres réunis, et ces
morts étaient, pour la plupart, à la fin de leur vie,
des nostalgiques, des désespérés.

Mais, chose curieuse, quand il s'agit d'appré-
cier les guérisons, la statistique scientifique ne
vaut plus rien. Si elle est applicable à la mort,
elle ne l'est plus à la vie. « On est généralement
» tombé d'accord, dit M. Parchappe, de rapporter
» le nombre des guérisons annuelles au nombre
» des admissions annuelles..... car le chiffre des
» aliénés existants à la fin de l'année est presqu'en-
» tièrement donné par des malades qui ont cessé
» de subir aucun traitement curatif, précisément
» parce qu'ils sont devenus incurables. »

Eh bien ! cette assertion ne vaut pas mieux que les autres.

A Ghéel, par exemple, où cependant les folies chroniques abondent, sur 143 guérisons il y en a 72 seulement de première année, et 71 pour les années suivantes. A Auxerres, sur 331 guérisons, il y en a 264 chez les malades de première année, et 67 sur ceux des années subséquentes. Serait-il juste d'imputer les 71 guérisons de Ghéel, les 67 d'Auxerres à la première année, serait-ce scientifique ?

S'il y a eu, à Auxerres, 264 guérisons de première année, il y a eu 216 décès appartenant à la même époque, et pendant les 28 autres années étudiées, dans cet asile, il n'y en a eu que 262, soit 8 par année moyenne ; et voilà ce que M. Parchappe appelle des années donnant une part égale à la mort !

On peut comparer les asiles français aux workhouses de l'Angleterre dans leur plus mauvais temps. Ils sont une plaie plus hideuse encore, parce que si les workhouses sont un encouragement à la mendicité, une sorte d'hôtel des invalides pour les mendiants, les asiles se remplissent de malheureux malades décimés par la terreur, le désespoir, et condamnés, par l'influence de l'asile, à une incurabilité absolue.

M. Parchappe, pour prouver l'utilité des asiles, nous dit que, dans ceux de l'Europe, on guérit en moyenne 34 malades sur 100. Oui, sans doute on les guérit; mais on n'arrive à cette moyenne qu'en se servant de la commode et scientifique statistique que nous connaissons, en ne comptant plus les malades qui ont passé plus d'un an dans l'asile, et qui forment cependant plus des deux tiers de sa population, et en choisissant encore, parmi les malades de première année, ceux qui paraissent le plus guérissables. Ce sont les malades *traités*, quoiqu'on ne les soigne pas plus que les autres ! A ceux, d'entre ceux-là, qui se guérissent, on ajoute comme appartenant à leur classe, ceux des années précédentes qui ont le même bonheur. On appelle cela un procédé scientifique, soit. C'est de la science aliéniste; il faut être indulgent pour elle ; elle le mérite par sa faiblesse !

Que faire pour sortir de cette impasse? Il faudrait diminuer le plus possible le nombre des aliénés dans les asiles, puisque plus on y en entasse, moins on leur laisse de chances de vie et de guérison. Il faudrait rendre à la liberté tous les malades inoffensifs qui seraient réclamés par leurs familles, par leurs amis, et auxquels on donnerait la moitié de la pension payée à l'asile. Il ne faudrait plus, à l'avenir, recevoir dans les asiles que des aliénés dangereux ; tous les autres devraient être conservés dans leurs communes, dans leurs familles, auxquelles on donnerait une indemnité suffisante pour la surveillance qu'exigeraient leurs malades pauvres, et ces derniers ne coûtant plus que la moitié de ce que l'on donne pour eux aux asiles, les départements pourraient, en outre, payer les soins du médecin qui prescrirait et dirigerait leur traitement.

On arriverait progressivement ainsi à n'avoir plus dans les asiles que les 12 aliénés dangereux pour 100 qui s'y rencontrent habituellement aujourd'hui ; on réduirait à 4,000 le nombre des aliénés incarcérés. C'était à peu près ce qu'il y en avait d'enfermés en France à la fin du siècle dernier.

Si, au lieu de cela, on continue à satisfaire les desiderata de Messieurs les aliénistes, ils enfermeront sous leurs verrous tous les aliénés qui vivent encore en liberté dans leurs familles, au nombre d'une trentaine de mille, plus 20,000 épileptiques au moins ; et les prétextes d'ordre, de sûreté publique, d'humanité, ne leur manqueront pas ; ils croiront, du reste, rendre en cela un immense service au pays. Leur illusion est complète ; ce sont des aveugles qui, en plein midi, nient le soleil.

Depuis quatre ans et demi, notre département

des Vosges n'envoie plus que 14 fous par année, au lieu de 48, à l'asile de Maréville. A la fin de 1861, il y avait 252 pensionnaires. En comptant la mortalité à 13,75 p. 0/0 par année, et les guérisons à 5 p. 0/0 seulement, nous ne devrions plus avoir 140 fous dans l'hospice; il y en a encore 242. C'est un miracle, mais qu'il s'étende à toute la France, et jugez des résultats.

J'ai signalé le mal, j'espère que l'on y remédiera dans un prochain avenir.

L. TURCK

Docteur-Médecin, ancien Représentant du Peuple, Membre du Conseil général des Vosges.

Gray, imprimerie et lithographie de A. Roux.